USAGES LOCAUX

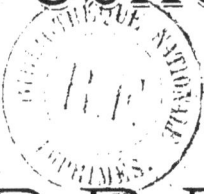

DU CANTON DE

BRESSUIRE

(Deux-Sèvres)

PAR

ANDRÉ LUZET

Juge de Paix

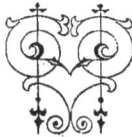

BORDEAUX

IMPRIMERIE A. DELAGRANGE

173, rue Lecocq, 173

—

1904

USAGES LOCAUX

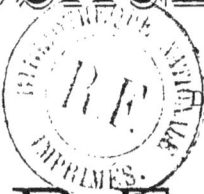

DU CANTON DE

BRESSUIRE

(Deux-Sèvres)

PAR

ANDRÉ LUZET

Juge de Paix

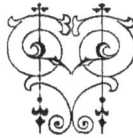

BORDEAUX

IMPRIMERIE A. DELAGRANGE

173, rue Lecocq, 173

—

1904

AVANT-PROPOS

Dans leur *Dictionnaire général de la Compétence des Juges de paix,*
MM. Million et Beaume ont ainsi défini les Usages :

« On donne le nom d'*Usages* aux coutumes ou habitudes des différentes
» localités auxquelles la législation a conservé « Force de Loi » pour la pra-
» tique de certaines choses ou dans l'exécution de certains travaux ou de
» certaines obligations.

» Les *usages locaux* règlent ordinairement les baux verbaux, les réparations
» locatives, le louage des domestiques et ouvriers, les rapports des fermiers
» entrants et sortants, l'usage des eaux courantes, la hauteur des clôtures,
» la distance à observer dans certains travaux, celle qui doit exister entre
» voisins pour les plantations, les constructions susceptibles, par leur nature,
» de nuire aux voisins, la jouissance des biens communaux, l'usufruit des
» bois, l'affouage, la vaine pâture, etc... »

Ces *usages* codifiés dans un grand nombre de cantons, l'ont été en 1899,
pour l'ensemble de ceux composant le département des Deux-Sèvres, dans
un Recueil dressé sous les auspices du Conseil général, par M. Martin, juge
de paix de Celles-sur-Belle.

Mais pour rendre plus clairs aux yeux des *Bressuirais* ceux de ces usages
qui les concernent en particulier, nous avons résolu de résumer dans un opus-
cule très restreint toutes les coutumes ou habitudes qui se perpétuent
spécialement dans le canton de Bressuire et auxquelles les lois et le Code
civil lui-même se réfèrent dans toutes les circonstances de la vie civile (C. civ.,
art. 663, 671, 674, 1156, 1159, 1736, 1758. — Lois des 9 juillet 1889, 4 mars 1851,
18 juillet 1889, etc...).

Notre travail livré à l'impresssion et d'un coût très modéré (tout juste celui
des déboursés) pourra être mis à la disposition même des plus humbles qui
le consulteront toujours avec fruit et pourront, en le comprenant bien, éviter
des procès longs et dispendieux.

Nous avons respecté le fond de l'ouvrage de M. Martin, mais nous l'avons
expliqué et souvent augmenté de toutes les observations désirables pour

éteindre, avant qu'il puissent prendre corps, tous les petits conflits auxquels chacun est exposé.

En tout cela, nous nous sommes fait aider par MM. Henri Bodet, greffier, Philéas Bocquiault et Auguste Fouquereau, huissiers à Bressuire, qui nous ont prêté leur concours précieux. Nous les remercions de leur dévouée collaboration, des documents qu'ils nous ont procurés, de même que de leurs conseils éclairés.

Bressuire, 1er juin 1904.

Le Juge de Paix,

André LUZET.

USAGES LOCAUX

BRESSUIRE (Deux-Sèvres)

Baux verbaux de maisons, appartements garnis ou non garnis, chambres garnies ou non garnies, magasins.

Loyer. — Tout d'abord et quelle que soit l'importance de la location, l'usage est que le prix du loyer se paie toujours à terme échu, de sorte que le propriétaire peut exiger du locataire la garantie prévue par l'art. 1752 C. civ., mais le locataire porte toujours, en général, son mobilier tel qu'il le possède.

Durée du bail. — La location d'une maison, avec ou sans jardin, tant en ville qu'à la campagne, d'une portion de maison, d'un appartement et d'un magasin, est toujours réputée faite pour un an ; peu importe que le loyer soit payé ou payable au mois, au trimestre, au semestre ou à l'année. Toutefois si les quittances délivrées par le propriétaire étaient rédigées clairement et mentionnaient une convention spéciale quant à la durée de la location, on s'y référerait pour décider de cette durée. Dans le doute, la règle générale est seule applicable.

Les chambres garnies ou non garnies sont seules réputées être louées au mois.

Congé. — Lorsque la location est censée faite au semestre ou à l'année, le congé pour être valable doit être donné trois mois francs avant l'échéance du terme ; si elle est faite au trimestre, le congé doit être donné un mois franc avant l'échéance du terme ; si elle est faite au mois, quinze jours seulement francs suffiront, qu'il s'agisse de maisons, appartements et chambres, garnis ou non garnis.

Toutefois, pour les locaux importants, notamment les magasins propres au commerce ou à l'industrie et d'un loyer supérieur à 400 francs, le congé doit être donné six mois avant le terme.

Les époques ci-dessus indiquées pour donner congé sont par exemple : 1° si la location va du 29 septembre au 29 septembre (un an), le congé devra être donné, de façon à ce qu'il parvienne entre les mains de l'autre partie dans la journée, au plus tard, du 28 juin (trois mois avant) ; 2° si la location est au trimestre, dn 24 juin au 24 septembre, le congé devra être parvenu, au plus tard, le 23 mai (un mois avant) ; 3° si la location est au mois, du 1er janvier au 1er février, le congé devra être parvenu le 14 janvier pour la location se terminer quinze jours francs après, etc...

Les délais ci-dessus fixés pour donner congé sont des délais minimum ; on peut naturellement y déroger, en notifiant avant, une cessation de jouissance.

Forme du congé. — Le congé verbal ne peut pas être prouvé, par témoins, quelque modique que soit le loyer, et ce, par analogie de l'art. 1715 C. civ. Le congé n'est assujetti, du reste, à aucune forme particulière ; il est valable par le fait seul qu'il est incontestablement parvenu aux mains et à la connaissance du congédié. Le plus sûr moyen est évidemment de le signifier par huissier, mais on peut aussi l'adresser par une lettre recommandée à la poste, comme il a été jugé par le trib. civ. de la Seine le 25 mars 1886 ; la déclaration faite par l'une des parties à l'autre, en audience de conciliation sur billets d'avertissement, en présence du juge de paix, suffirait aussi, mais il la faudrait inscrite sur le registre tenu en vertu de la loi du 2 mai 1855.

Clause dite des fonctionnaires. — Il arrive souvent à Bressuire, comme ailleurs, qu'un propriétaire loue une maison avec ou sans jardin, un appartement garni ou non garni, une portion de maison, une chambre garnie ou non garnie à un fonctionnaire, à un employé d'administration, tel que le chemin de fer, etc.

Le bail ainsi arrêté verbalement entre les parties a la durée prévue ci-dessus, mais il peut être résilié en cas de changement de résidence du fonctionnaire ou de l'employé, moyennant une indemnité.

Cette indemnité (en sus du paiement du loyer pour le temps couru depuis la dernière échéance jusqu'au jour du départ effectif du locataire, et calculé au jour le jour), est fixée à la valeur d'un trimestre, d'un semestre, d'un mois ou d'une quinzaine, selon que la location était faite à l'année, au semestre, au trimestre ou au mois. Elle constitue un forfait, portant sur le quantum de l'indemnité à payer au cas de résiliation par le locataire. Elle tombe, faute de fondement, dès que le propriétaire ne subit aucun préjudice de la résiliation dans le cas prévu. Il en est ainsi, lorsqu'au moment de cette résiliation le propriétaire trouve un nouveau locataire qui se substitue au partant, ou lorsque le propriétaire refuse de louer au successeur du preneur dans les mêmes conditions que précédemment, ou pour occuper lui-même les lieux loués. (Trib. civ. de La Rochelle, 26 jan-1903 (*Annales des Justices de Paix,* 1904, p. 28 ; *Revue des Justices de Paix,* Bordeaux, Delagrange, 1904, p. 30).

Des réparations locatives et autres charges imposées ou non aux locataires.

Les locataires ne sont ordinairement tenus que des réparations locatives énumérées dans l'art. 1754 C. civ., mais ils ne doivent pas, en les faisant, rendre les choses meilleures qu'elles ne l'étaient, lors de l'entrée en jouissance ; ils doivent seulement les rendre dans le même état qu'ils les ont reçues. S'ils invoquent la vétusté ou la force majeure, c'est à eux d'en faire la preuve pour combattre la présomption légale existant contre eux.

Le propriétaire, toutefois, ne saurait exiger la réparation des détériorations inévitables provenues du seul fait de l'habitation et du droit de jouissance des lieux loués, par exemple le nettoyage d'un mur de cuisine sali par l'usage, par le frottement des meubles ou la fumée des poêles, etc. Pour l'appréciation des réparations locatives réclamées ou à faire, il y a lieu de considérer à quel usage était employé l'immeuble loué, si c'était par exemple un restaurant ou une simple maison d'habitation. Tout cela est abandonné à la prudence du juge. Aucune partie, en un mot, ne doit s'enrichir au dépens de l'autre et la règle de la jouissance en bon père de famille est de mise pour le locataire.

Le propriétaire qui accepte, sans réserve, les clefs de son immeuble ou qui l'occupe lui-même, qui le fait occuper par d'autres, ou enfin qui en fait aussi changer l'état, de telle façon que les dégradations ne puissent plus être constatées ou vérifiées, est considéré comme renonçant expressément à exercer toute demande contre le locataire sortant ou sorti.

S'il veut, hors des cas ci-dessus, exercer un recours contre le locataire sortant, il doit le signifier par acte extrajudiciaire dans les huit jours au plus tard qui suivent la sortie, avec le détail des réparations qu'il réclame et qui sont soumise à l'appréciation du juge.

Dans le canton de Bressuire, l'usage met encore au nombre des réparations de menu-entretien incombant au locataire :

1° Le ramonage des cheminées et tuyaux ;

2° Le blanchiement à la chaux des murs des locaux d'habitation et autres dépendances qui sont ordinairement blanchies, mais seulement, surtout pour ces dernières, quand il y a faute ou malveillance de la part du locataire ;

3° Le remplacement des papiers de tenture déchirés, à l'exclusion de ceux qui ne sont seulement que défraichis ou qui gardent la trace des meubles ou des cadres qui y sont appliqués, lesquels demeurent au compte du propriétaire, à moins que les taches ne soient imputables à la faute ou à la malveillance du locataire ;

4° Les vitres doivent être ni fêlées, ni cassées, lors de la sortie du locataire ; les sonnettes doivent, avec leur fil, être laissées en bon état.

Contributions. — Elles sont, de quelque nature qu'elles soient, même l'impôt des portes et fenêtres, à la charge du propriétaire.

Couvertures. — Pour les locations verbales de maisons faites au mois, au trimestre, au semestre ou à l'année, les réparations quelconques à la toiture restent au compte du propriétaire. Pour les locations verbales plus longues, de même que quand il y a bail écrit, les réparations de la couverture en tuiles creuses des bâtiments incombent aux locataires, mais pour la main-d'œuvre seulement, les matériaux étant fournis et charroyés par le propriétaire.

Le remaniement de la couverture a lieu dans ces conditions, pourvu qu'il y ait une location égale ou supérieure à cinq années, mais toutes les fois que les couvertures sont en ardoises ou en tuiles plates, elles sont à la charge exclusive du propriétaire, quelle que soit la durée de la location.

Dégradations. — Toute dégradation résultant d'une négligence ou faite avec intention de nuire est à la charge du locataire.

Déménagement. — Il doit être terminé à midi, le jour du terme.

Entrée en jouissance. — Généralement, le 29 septembre.

État de lieux. — Il est fait à l'amiable, quand il échet, par deux experts choisis l'un par le propriétaire, l'autre par le locataire ; les frais du procès-verbal sont acquittés par le locataire ; les honoraires des experts sont à la charge de chacun de ceux qui les ont constitués. S'il n'y a qu'un expert, ses honoraires sont payés moitié par moitié.

Fosses d'aisances. — Leur entretien et leur curage sont à la charge du propriétaire.

Jardins. — Le locataire entretient les jardins et en jouit en bon père de famille ; il ne peut pas emporter les arbres qu'il a plantés, à moins que le propriétaire ne se refuse à lui en payer la valeur. Il peut cependant enlever les plantes et arbrisseaux, mais il doit laisser ceux qu'il a trouvés lors de l'entrée en jouissance.

Les arbres fruitiers qui meurent, ceux même qui sont arrachés ou brisés par accident appartiennent au locataire, à la charge par lui de les remplacer par d'autres et à ses frais.

Pour les arbres en espaliers on observe la distance d'usage à garder entre les héritages et notamment les dispositions de la loi du 20 août 1881. Quand il n'y a pas de murs séparatifs on établit les espaliers à 0m50 de l'héritage voisin.

Paiement du loyer. — Les loyers sont portables et non quérables ; ils sont payés le jour même de l'échéance au domicile du propriétaire, par le locataire qui devra en retirer quittance (le timbre institué par la loi du 23 août 1871 restant à sa charge).

Puits, pompes. — Le propriétaire est tenu du curement et de l'entretien du tour de puits et de tout ce qui s'y rattache ; l'entretien de la chaîne ou de la corde et des seaux est seulement supporté par le locataire si le puits ne sert qu'à lui seul ; dans le cas où le puits serait commun à plusieurs locataires, ceux-ci se répartissent, proportionnellement entre eux, les dépenses d'entretien susdites.

Tout ce qui se rattache en fait de grosses réparations à la pompe, est à la charge du propriétaire, le locataire ne doit que l'entretien du piston et de la soupape.

Punaises. — L'existence dans une maison de punaises, dont l'introduction n'est pas imputable au preneur, constitue un vice qui autorise le preneur à demander la résiliation du bail, quand il en résulte pour lui une incommodité équivalente à l'impossibilité de jouir des lieux loués ; la connaissance que le preneur a pu avoir auparavant, de l'existence des punaises dans l'immeuble, ne lui enlève pas son droit à la garantie à moins qu'il n'y ait renoncé, soit expressément, soit tacitement (Pau, 26 février 1901).

Relocation. — Le temps présumé nécessaire à la relocation des maisons louées à l'année ou au semestre (avec ou sans jardins), et des magasins propres au commerce ou à l'industrie est de trois mois.

Celui des maisons, ainsi que des appartements garnis ou non, loués au trimestre, est d'un mois.

Celui des chambres garnies ou non, appartements et maisons loués au mois, est de quinze jours.

Service d'eau. — Le service des eaux de la ville organisé dans tout ou partie de l'immeuble loué par les soins et aux frais du propriétaire, reste à la charge du locataire qui s'en sert. Ce service n'est pas considéré comme un accessoire de la chose louée, à moins de convention spécialement arrêtée entre les parties.

Service du gaz d'éclairage, électricité, etc... — Ce service reste aussi à la charge exclusive du locataire qui s'en sert. Celui-ci est dès lors tenu à la réparation des fuites et à l'entretien des appareils appartenant au propriétaire.

Tacite reconduction. — Pour opérer la tacite reconduction à son profit, le locataire doit rester et être laissé en jouissance, quinze jours après le terme pour les maisons et servitudes louées à l'année, huit jours après le terme pour les appartements et chambres garnis ou non garnis, loués au trimestre ou au mois.

Visite des locaux à louer. — Pendant la durée du délai ci-dessus fixé pour donner congé, le locataire sortant est tenu de laisser visiter les locaux qu'il occupe ; les jours et heures de visite sont fixés à l'amiable entre les parties, et en cas de difficulté, le juge décide suivant les circonstances.

Baux verbaux à prix certains d'héritages ruraux, parcelles de terre, prés, bois, taillis, vignes, borderies, grandes exploitations agricoles.

Tout d'abord quelle que soit l'importance de la location, les fermages sont toujours payables à terme échu au domicile du propriétaire.

Durée. — La location d'un héritage rural (*borderies et grandes exploitations agricoles*) est toujours réputée faite pour trois ans, celle d'un pré et d'une vigne pour un an, celle d'un bois taillis pour une durée égale au moins à celle d'une coupe.

N. B. — L'assolement est triennal dans le canton de Bressuire.

Entrée en jouissance. — Le fermier à prix certain prend jouissance généralement à la Saint-Michel (29 septembre) quelquefois à la Toussaint (1er novembre) plus rarement encore à la Saint-Georges (23 avril).

Congé. — Pour les héritages ruraux (borderies et grandes exploitations agricoles) le congé pour être valable doit être donné un an avant l'échéance du terme.

Pour les parcelles de terre, prés, vignes, etc., dont la location est présumée faite pour la durée du temps nécessaire à la production de la récolte, on n'est pas absolument obligé de donner congé s'il n'y a pas d'assolement.

Forme du congé. — La forme du congé est la même que celle ci-dessus indiquée pour les baux verbaux de maisons.

Jouissance. — Le fermier doit jouir en bon père de famille, comme de droit, des biens qu'il détient en location, profiter enfin ou souffrir des conditions spéciales ci-après indiquées.

Conditions généralement en usage dans les baux verbaux.

Abeilles. — Les ruches apportées sur la propriété affermée ou établies par le fermier, lui appartiennent et il conserve le droit d'en disposer à son gré, même à sa sortie.

La loi du 4 avril 1889 contient ce qui est relatif :

1o *Aux distances* à observer entre les ruches et les propriétés voisines ou à la voie publique. Ces distances sont rapportées dans un arrêt de M. le Prefet des Deux-Sèvres en date du 18 janvier 1904, ainsi conçu :

« Art. 1. — La distance à observer entre les ruches d'abeilles et la voie publique » est fixée à 10 mètres. — Elle est fixée à un mètre seulement entre les ruches et » les propriétés voisines. »

2o *A la propriété d'un essaim* : Celui qui n'a cessé de le poursuivre a droit de le réclamer et de s'en ressaisir; s'il n'a pas été suivi, l'essaim appartient au propriétaire du terrain sur lequel il s'est fixé.

Abreuvoirs ou mares. — Etablis à un mètre de l'héritage voisin, les abreuvoirs ou mares sont curés par le fermier, à l'époque qu'il juge opportune ; les immondices en provenant sont ensuite répandues sur les terres de la propriété et servent d'engrais.

Ajoncs et épines. — S'il en existe, ce qui est rare, les ajoncs sont, comme les épines, coupés mais non arrachés par le fermier à l'époque convenable; celui-ci en dispose à son gré. Considérés dans les rapports entre fermiers entrant et sortant, les ajoncs et épines sont assimilés aux haies et suivent leur sort.

Animaux. — Les animaux employés à l'exploitation rurale ont donné matière à la loi du 4 avril 1889 (à laquelle il est référé). Ceux vendus sur le champ de foire sont soumis à des dispositions spécialement indiquées plus loin (p. 30).

Arbres fruitiers. — Le fermier doit garantir les arbres fruitiers et autres des atteintes des bestiaux, en les entourant d'épines ou de ronces artificielles. Il taille ceux qui ont coutume de l'être, les débarrasse de toutes les plantes parasites (gui, ronces ou lierre) qui pourraient nuire à leur pousse, replante les jeunes sujets accrus sur la propriété. Toutefois il n'est pas obligé de faire gratuitement les plantations des arbres que le propriétaire fournirait à ces fins.

Arbres futaies. — Le fermier doit, à la demande du propriétaire, abattre les arbres de haute futaie nécessaires aux grosses réparations à entreprendre aux bâtiments de la ferme. (Il en est de même de l'usufruitier pour les bâtiments soumis à sa jouissance).

Il fait l'élagage des peupliers et autres bois de rivière; mais en général, il ne doit pas élaguer les futaies, en couper les grosses branches sans l'autorisation du propriétaire. Dans les haies et bois en coupe il laisse les jeunes *baliveaux* bien venants pour faire plus tard des *futaies* ou des *têtards*.

Arbres têtards. — L'ébranchage a lieu généralement à l'automne et au printemps pendant les mois où il y a arrêt de la végétation, du 1er novembre au 1er mars. Les branches des têtards morts et de ceux abattus par le propriétaire ou sur ses ordres appartiennent au fermier. Le propriétaire ne peut, à moins de convention particulière, détruire les têtards vivants dont le fermier aurait pu recueillir la coupe au cours du bail, sans s'entendre avec celui-ci au sujet de l'indemnité qui lui est due en pareil cas.

Les rejets des têtards sont coupés à sept ans : les peupliers, aulnes, saules (dits bois de rivière) à cinq ans.

Les trous pratiqués pour l'abatage des arbres sont bouchés par le fermier.

On plante les têtards à 2 mètres de l'héritage voisin et le fermier (comme les autres arbres), doit les protéger des atteintes des bestiaux.

Assurance contre l'incendie. — Le fermier est responsable de l'incendie (dans les termes de l'art. 1733 du C. civil) vis à vis du propriétaire; il lui est loisible d'assurer à une Compagnie connue et solvable les risques locatifs des bâtiments par lui occupés en même temps que son mobilier, ses bestiaux et ses récoltes.

Avoine. — Durant le bail, sauf les deux dernières années de sa jouissance, le fermier peut semer de l'avoine sans fumure : Si cependant il en fait, il doit, en ce cas, fumer la terre et faire manger la récolte en vert.

Bail à cheptel. — Il n'est guère d'usage dans le canton; quand il y est dérogé, il est prudent d'en régler les conditions particulières dans un acte sous seings privés en autant d'originaux que de parties ou dans un acte notarié. Les animaux et tout ce qui constitue le cheptel est estimé à frais communs, tant au commencement qu'à la fin du bail par des experts amiablement choisis de part et d'autre (Voir au surplus ce qui est dit ci après au chapitre suivant : *Bail à colonage*).

Barrières. — Le fermier fait à ses frais, en prenant le bois sur la propriété, les barrières et clions qui ferment prés et champs et les dépendances de la ferme; il doit les entretenir et les laisser en bon état à sa sortie. Les barrières des cours de l'exploitation, faites d'une façon plus soignée par un menuisier, sont fournies par le propriétaire qui les remplace à ses frais quand elles tombent de vétusté, mais leur entretien incombe au fermier.

Battage des grains. — Le battage des grains de la dernière récolte appartenant au fermier sortant a lieu dans l'aire de l'exploitation; il ne peut pas les enlever avant et les emporter à son nouveau domicile (Voir ci-après : *Rapports entre fermiers entrant et sortant*).

Bois. — On coupe à six ans les taillis de châtaigner, à neuf ans ceux de chêne, à sept ans les têtards, à douze ans les bois d'écorce. Cette coupe s'effectue du 1er novembre au 1er mars pour les bois de serpe et en mai et juin pour les bois d'écorce. Les premiers sont coupés à la serpe ou cognée et à ras-terre. Les fagots sont entassés au bord du bois et ils doivent être enlevés, au plus tard, savoir : avant le 15 avril pour les bois non écorcés, et avant le 15 août pour les bois écorcés. Il n'y a pas d'usage spécial réglant le nombre des *baliveaux* à laisser croître par hectare, non plus qu'aucun autre réglant le mode de jouissance et d'exploitation des bois. Il n'existe pas non plus de droit d'*affouage ;* il n'y a qu'avec autorisation du maître que les pauvres sont autorisés à ramasser le *bois mort.*

Bois taillis. — Ils sont plantés à un an et ne sont jamais pacagés. Divisés en coupes, comme il a été expliqué plus haut, le fermier profite des coupes en observant l'ordre et la quotité réglées par l'aménagement ; il n'a droit cependant qu'à un nombre de pousses égal à celui de ses années de jouissance ; il rembourse ou perçoit la différence en plus ou en moins de la valeur de ces coupes, si sa sortie de l'exploitation ne coïncide pas avec l'âge requis.

Borderies. — Ce sont de petites fermes ou métairies dont l'étendue ne dépasse pas huit ou dix hectares ; celui qui les exploite se nomme *bordier ;* il est soumis aux mêmes obligations que les fermiers des grandes exploitations affermées à prix certain.

Brandes-bruyères. — Le peu qui existe est soumis aux mêmes règles que les ajoncs (voir ce mot).

Carrières. — Généralement creusées sur la ligne divisoire, elles sont régies par les lois en vigueur et notamment par le décret de M. le Ministre des travaux publics en date du 8 février 1882, et l'art. 1382 du Code civil.

Cendres. — Les cendres du foyer et du four ne doivent jamais être distraites de l'exploitation ; elles sont employées comme engrais.

Charrois. — Les charrois ou transports des matériaux nécessaires aux réparations à faire aux bâtiments et aux constructions nouvelles de la propriété affermée sont à la charge du fermier, mais seulement quand il possède un ou plusieurs attelages ; ils sont faits par lui avec ses animaux nourris et entretenus sur la ferme ; les charrois ne doivent pas être requis, à moins de force majeure dûment constatée, en temps de semailles ou de moissons.

Chasse. — Le droit de chasse appartient exclusivement au propriétaire qui peut en user ou le louer à des tiers. La location de la chasse est soumise aux mêmes règles que celles des autres modes de jouissance des héritages ruraux ; la durée de la tacite reconduction et l'époque de l'année où elle prend fin, sont déterminées par les art. 1774 et 1776 du Code civil, en ce sens que l'année pour laquelle la location est réputée faite commence et finit à la date où la fermeture officielle de la chasse arrête la destruction du gibier qui constitue, en cette matière la récolte des fruits annuels de l'héritage affermé ; le renouvellement de l'année de chasse s'opère donc par la clôture et non par l'ouverture de la saison où la chasse est permise (Cass. req., 13 avril 1899).

La chasse n'est considérée, au surplus, que comme une qualité voluptuaire de la propriété. Elle ne fait pas partie des objets donnés à bail au fermier. Cependant le maître (ou ses commettants) évitera de chasser sur les terres ensemencées, pour ne pas nuire aux récoltes, ce qui serait un fait dommageable au fermier auquel il devrait de ce chef une réparation (Cass., 29 avril, 8 mai 1844).

Chaumes et buailles. — Il n'en existe pas, à proprement parler dans le canton ; toutefois dans un blé où il a été semé du trèfle par le fermier entrant, le fermier sortant a le droit de couper le blé au dessus du trèfle, si celui-ci empêche la mise en gerbes.

Chardons. — Les chardons sont au nombre des herbes nuisibles que le fermier est tenu de détruire, sous peine de dommages-intérêts envers son successeur ou envers le propriétaire.

Chèvres. — En principe les chèvres ne doivent pas paccager dans les champs et le long des haies ; on le tolère cependant, pourvu qu'elles soient attachées à distance raisonnable des haies pour qu'elles n'y puissent pas joindre, non plus que les détériorer.

Choux et coupages. — Le fermier entrant au 29 septembre (Saint-Michel) doit planter des choux sur le neuvième des terres labourables composant la propriété affermée et ce, sans indemnité. Le fermier sortant doit, à cet effet, lui laisser à partir du 1er mars précédent, la libre disposition du terrain nécessaire ; de même, le fermier entrant peut, dès le 15 septembre, faire des coupages sur le vingtième des terres labourables concédées à cet effet par son prédécesseur.

Contributions, prestations. — Les *contributions* sont ordinairement payées par le fermier, comme charge de son bail écrit ou non et pour autant d'années qu'il fait de récoltes en grand blé. Le fermier entrant ne paie aucun prorata la première année de sa jouissance. Quand, par hasard, le propriétaire a conservé pour lui la charge des impôts, il les paie tous indistinctement, même ceux des portes et fenêtres. Parfois, on considère, en l'absence de toute preuve, que le propriétaire doit en demeurer chargé s'il conserve la coupe des bois de serpe et qu'au contraire il incombe au fermier de les payer s'il a tonsure des haies et des têtards, mais quand la propriété ne porte pas de bois, les impôts sont payés par le propriétaire.

Les prestations sont à la charge exclusive du fermier.

Couvertures des bâtiments. — Le fermier est tenu de faire, à ses frais, remanier et repasser les couvertures de tous les bâtiments de la propriété affermée, une fois au moins pendant sa jouissance minimum de cinq années, toutefois les couvertures en ardoises ou en tuiles plates sont à la charge du propriétaire seul, même la main-d'œuvre. Dans tous les cas, les matériaux sont fournis par le propriétaire et roulés à pied-d'œuvre par le fermier (Voir ci-dessus : *Charrois*).

Déménagement. — Le fermier sortant doit avoir fini son déménagement le jour du terme à midi, ou si ce jour est férié, le lendemain. Il peut le commencer avant l'époque de sortie pour faciliter son successeur auquel il doit une chambre et ce qui est nécessaire pour que celui-ci opère, de son côté, son aménagement.

Eaux. — Aucun usage particulier n'est applicable à l'utilisation des eaux pluviales, eaux courantes ou celles coulant sur la voie publique.

Echenillage. — L'échenillage est une charge qui incombe au fermier ou à l'usufruitier, car elle est inhérente à la jouissance. Il est ordonné par des arrêtés préfectoraux (chaque année), sanctionné par la loi du 24 décembre 1888.

Elagage. — Les branches des arbres et haies bordant les routes et chemins, celles qui dépassent la limite d'un héritage autorisent le possesseur des fonds limitrophes ou l'administration à en requérir la coupe, sans qu'il soit besoin de justifier d'un dommage (Art. 673 C. civ.).

Emblavaison. — En outre de ce qui est dit ci-dessus pour les choux et les coupages, le fermier entrant au 23 avril sème du trèfle au autres graines artificielles au mois de mars, dans les deux dernières récoltes de son prédécesseur, sur le tiers des terres ensemensées en blé. Il sème du coupage à partir du 15 septembre qui précède son entrée en jouissance, sur une quantité de terre égale au vingtième des terres labourables à prendre dans les chaumes de l'année. Il peut planter des pommes de terre et des topinambours dans les guérets faits par son prédessesseur aussitôt le labourage effectué, ainsi que des choux dès le 1er mars. La coupe des noues lui appartient.

Le fermier entrant au 29 septembre sème, à partir du 1er mars, et sans indemnité, dans le tiers des terres ensemensées en blé par le sortant, des graines de trèfle et luzerne. Dès fin août, il peut également semer sur une petite partie des terres destinées à faire des guérets, du trèfle incarnat, des vesces, du seigle, de façon à avoir des fourrages verts au printemps.

Le fermier sortant à la Saint-Georges doit laisser un tiers des terres labourables ensemencées en blé, un tiers en guéret labouré une fois mais convenablement au moyen du versoir, enfin un tiers en jachères, enfin, tous les fumiers soigneusement entassés par lui dans la fosse ordinaire.

Le fermier sortant doit le dixième de la récolte dernière en foin naturel et le cinquième de la dernière récolte en paille, le tout engrangé ou mis en meules dans les cours. Il conserve la jouissance du tiers du jardin jusqu'au battage des grains de sa dernière récolte et il cesse de faire paccager au 1er novembre qui précède sa sortie, les prairies artificielles de son successeur.

État de lieux et visite. — La visite du fermier entrant et du fermier sortant est faite concurremment dans les 3 mois de l'entrée en jouissance pour le nouveau bail. Chaque partie paie son expert; les autres frais sont payés, moitié par le fermier entrant, moitié par le sortant.

S'il y a lieu à indemnité de la part du fermier sortant, elle est ordinairement abandonnée au fermier entrant, qui, dès lors doit laisser les lieux en bon état, à la fin de son bail; mais si le propriétaire retient pour lui cette indemnité, il en est fait mention au procès-verbal d'expertise (toujours dressé en la matière) et le fermier entrant n'est alors tenu qu'à laisser les lieux dans l'état où il les a trouvés.

Expertises. — Les indemnités généralement fixées par les experts sont les suivantes *par hectare :*

1° Surcharge, 20 francs ;

2° Trop de terre en chaume, 25 francs ;

3° Chaume d'avoine, 25 francs (mais le fermier qui doit donner de l'avoine à son maître peut laisser une quantité suffisante de chaume d'avoine pour récolter ce qu'il doit ;

4° Avoine sans fumure à la dernière récolte, 50 francs ;

5° Le trop en blé est à l'entrant qui en rembourse la semence au sortant.

6° Chiendent courant, 20 francs ; chiendent à brosses, 25 francs. ;

7° Manque ou insuffisance de guérets, 30 francs ;

8° Blé sans fumier en sortant, 30 francs ;

9° Intervertissement des « sièles » : le prix de ferme de chaque hectare interverti, en prenant pour moyenne celui de la propriété affermée ;

10° Nettoyage des chardons et ronces dans les terrains en jachères, 10 francs;

11° Mauvais pacages, 15 francs.

N. B. — Toutes ces *indemnités* ne sont attribuées que suivant quantité; elles sont payées au fermier entrant, à moins qu'il y ait « souche ».

Dans les terres concédées par le fermier sortant pour que son successeur puisse y faire du vert, l'indemnité n'est pas due sur la terre, mais bien seulement sur les clôtures ; les terres où l'entrant aura semé du trèfle et du coupage sont soumises à la visite.

Quand un fermier sera obligé, verbalement ou aux termes du bail, d'épandre des engrais chimiques ou autres amendements quelconques, sur les terres et prés de la propriété et qu'il ne l'aura pas fait, il devra en rembourser la valeur intégrale lors de la visite; celui qui enlèvera des fourrages ou fumiers de la ferme, sans en avoir le droit, en remboursera également la valeur intégrale au même moment.

Fermiers entrant et sortant. — En sus de ce qui a été dit plus haut sous la rubrique « *emblavaison* », le fermier sorti à la Saint-Michel (29 septembre) a droit pendant les travaux de la moisson et ceux du nouvel ensemencement, à loger avec ses gens dans une chambre de la propriété et à installer ses animaux dans les écuries et étables.

Le sortant au 29 septembre ou au 1er novembre nourrit ses animaux, employés aux ensemencements, avec la réserve de foin qu'il a dû laisser sur les lieux à cet effet. Le fermier entré fournit, l'année suivante, les animaux et charrettes nécessaires avec leurs conducteurs, pour charroyer les gerbes de la récolte, des champs à l'aire ; le fermier sortant en doit le chargement aux champs et le déchargement à l'aire. Les paillers sont confectionnés par le fermier entrant, tandis que le sortant est seul chargé des frais et moyens du battage des grains. S'il est fait usage d'une locomobile et de ses accessoires, ceux-ci sont, après le battage, reconduits par les équipages et les soins du fermier entrant au centre d'une exploitation voisine, sans que la distance ainsi parcourue excède six kilomètres ; quelquefois aussi à mi-chemin.

Le fumier fait par les animaux employés par le sorti pour ses travaux reste la propriété de l'entrant, qui en dispose à son gré sur la propriété.

L'eau employée au moteur à vapeur (machine à battre) est prise ordinairement sur les lieux, elle est en tous cas rendue à pied d'œuvre par les soins du fermier entrant, au moyen de ses gens, charrettes et animaux.

Le sortant au 25 mars ou 23 avril doit labourer convenablement les guérets avant son départ. Lorsque la sortie est au 29 septembre, le fermier sortant ne laisse pas de guérets labourés, mais seulement des chaumes. Les terres qui ont porté blé sont labourées par le rentrant avant le 29 septembre, aussitôt l'enlèvement de la récolte, s'il le juge convenable.

Le fermier sortant laisse mûrir ses fruits et certaines récoltes telles que maïs, betteraves, etc..., après le 29 septembre et il ne les enlève qu'après leur maturité.

Feuilles. — Les feuilles qui tombent sur l'héritage voisin sont la propriété du fermier sortant au 29 septembre et elles sont utilisées par lui. Le fermier entrant à la Saint-Georges (23 avril) ou au 25 mars, peut cueillir les feuilles vertes pour nourriture ses bestiaux, il y a droit comme les foins.

Foins, fourrages, fumiers. — *Tous les foins et fourrages, pailles,* sans exception, sont consommés sur la propriété et doivent être convertis en fumiers destinés à l'amendement des terres, qu'il s'agisse même de regains et de prairies artificielles ; il ne peut en être distrait aucune partie, qu'ils appartiennent au fermier rentrant ou au sortant.

Le fermier sortant au 23 avril (Saint-Georges) doit laisser à son successeur au moins le dixième de la récolte de foin naturel, et le fermier sortant au 29 septembre (Saint-Michel) ou au 1er novembre (Toussaint) doit faire couper (moitié avant le 24 juin moitié après) sécher et soufrer en bois ou genêts en fagots et embarger tous les foins naturels de l'année de la sortie. Il a le droit, cette même année, de consommer pour faire sa dernière emblavaison 35 kilos de foin par hectare de terre labourable, et de consommer également sur les lieux tous les foins et regains artificiels.

Quand, durant son bail, *un pré* aura été créé par le fermier, le foin appartiendra à ce dernier et devra être consommé sur les lieux mais le pré ne fera pas *partie de l'assolement* ; quand ce pré aura été créé durant le bail précédent, le foin sera embargé par le fermier sortant au profit de son successeur ;

Un pré, pour être accepté, devra avoir été fauché deux fois au moins avant le terme de sortie.

Tous les fumiers quelconques doivent être employés, sans exception, à l'amendement de l'ensemble des terres composant la propriété.

Fours. — Les réparations importantes à exécuter aux fours sont généralement à la charge du propriétaire ; le fermier ne doit que l'entretien du carrelage ; les carreaux (sauf ceux rendus hors d'usage par la faute du fermier), sont fournis par le propriétaire, le fermier ne paie que la main-d'œuvre.

L'entretien des fours communs se fait à frais commun par chaque co-propriétaire.

Fossés. — Le pied de sole des fossés peut être fait pacager par le voisin s'il n'est garanti par aucune clôture. Toutefois, on ne laisse pas de pied de sole aux fossés en bordure des chemins vicinaux.

Fruits. — Le fermier entrant au 23 avril (Saint-Georges) récolte tous les fruits tant des arbres du jardin que de ceux qui peuvent se trouver épars sur les terres de la propriété.

Le fermier sortant au 29 septembre (Saint-Michel) ou au 1er novembre (Toussaint) profite des fruits du jardin et autres qui sont mûrs dans l'année ; les fruits qui arrivent à maturité après le 29 septembre sont enlevés par le sortant, au fur et à mesure, sans indemnité.

Pour les glands, ceux tombés avant le 29 septembre peuvent être utilisés par le fermier sortant à cette date, et ceux qui pendent encore après, aux arbres, sont au fermier rentrant.

Fumures, avoine. — On peut ensemencer de l'avoine, quelquefois sans fumure, contrairement aux autres ensemencements qui doivent toujours être fumés.

Les prés doivent être fumés soit avec terreau, fumier de ferme, ou avec des engrais chimiques, tous les trois ans ou par tiers chaque année. Les balles provenant du battage des grains, les immondices des cours et des fossés devront toujours préférablement être répandues sur les prairies et non ailleurs.

Genêts. — On ne cultive pas les genêts ; s'il en existe, ils sont arrachés à n'importe quel âge, à la convenance du fermier ; s'ils ont trois ans on n'en intervertit pas pour cela l'assolement.

Guérets. — A défaut de visite constatant la composition des guérets, le fermier sortant au 23 avril (Saint-Georges) doit en laisser une étendue égale au tiers de ses terres labourables.

Haies sèches. — Elles peuvent être établies sur la limite extrème des propriétés contigües, les piquets ou tuteurs entièrement du côté du propriétaire de la haie ; à défaut d'autre indice, la haie est présumée appartenir à celui du côté duquel se trouvent les nœuds des liens ou réortes.

Huiliers. — Aux huiliers on donne le tourteau et 0 fr. 10 par kilogr. d'huile exprimée.

Jachères. — Le fermier qui fait chaque année succéder une récolte de blé à une récolte de blé est fautif, il doit combiner la culture des céréales avec celle des plantes sarclées, suivre en un mot les règles de l'assolement triennal.

Jardins. — Le fermier entrant au 23 avril (Saint-Georges) ne jouit que des deux tiers des jardins ; l'autre tiers est conservé par le sortant qui y récolte les légumes au fur et à mesure de leur maturité jusqu'à la fin du battage des grains de sa dernière récolte.

Lin. — Le fermier ne peut pas faire du lin l'année de sa sortie.

Moulins. — Il existe peu de moulins à vent dans le canton. Le plus ordinairement le bailleur livre l'usine en bon état et le preneur est responsable des accidents, répare les tournants et virants qu'il prend en charge, à dire d'experts, ainsi que les machines et ustensiles quelconques; il les laisse à la fin de la jouissance dans l'état où il les a pris, paie la moins-value à titre d'indemnité ou est remboursé de la plus-value s'il y a lieu.

L'établissement des moulins et usines est subordonné à des autorisations préfectorales.

Mouture. — Le droit de mouture prélevé par les meuniers est d'un dixième du poids du blé à eux confié; moyennant quoi ils se chargent du transport du grain de la maison du client au moulin et du retour de la farine. (Voir : *Blé fourni au boulanger,* p. 30.)

Noues. — Ce sont des prés naturels, peu étendus, à proximité des fermes et dont l'herbe est donnée en vert aux bestiaux. Elles ne sont ni pacagées ni mises en culture, elles sont fauchées plusieurs fois, durant l'année, et le sortant peut en récolter l'herbe jusqu'à son départ, si elle est bonne à couper.

Pacages. — On fait pacager les prairies naturelles jusqu'au 2 février, mais l'année de sa sortie, le fermier ne peut y mener ses moutons après le 1er janvier. — De même, le fermier ne doit pas mener ses bestiaux dans les prairies artificielles après le 1er novembre (sauf l'année de sortie où il ne doit pas les faire pacager). Dans les pâtis, si le temps le permet, il peut y envoyer ses bestiaux, sans égard à l'époque de l'année dans laquelle il se trouve.

Pêche. — Le droit de pêche appartient au preneur, sauf stipulation contraire.

Pigeonniers. — Conformément à la loi du 4 août 1889, des arrêtés préfectoraux règlent, chaque année, l'époque où les colombiers doivent être fermés, et généralement, c'est du 1er mars au 15 avril ; du 15 juin au 15 juillet ; du 1er octobre au 30 novembre.

Plantes sarclées. — Les terrains portant des plantes sarclées ne sont pas entre fermiers rentrant et sortant assimilés à des guérets ou demi-guérets. Parfois, les tâcherons, domestiques ou journaliers font des plantes sarclées sur autrui ; ils fournissent la semence, le fermier ou le propriétaire (selon qui récolte) laboure, herse et fume la terre, le tâcheron donne les autres façons, arrache et ramasse la récolte qui est partagée ensuite par moité, sans que celui qui a fourni la semence la prélève même en valeur; la portion du tâcheron est conduite à son domicile avec l'attelage du fermier ou du propriétaire s'il en possède.

Prairies artificielles. — La première coupe des prairies artificielles appartient au fermier entrant le 23 avril (Saint-Georges). Elles sont considérées comme terres labourables et font partie de l'assolement.

Prairies naturelles. — (Voir ci-dessus aux mots : *Foins, fourrages,* etc...) Affermées seules, leur bail part généralement du 29 septembre (Saint-Michel). Le fermier doit entretenir avec soin toutes les prises d'eau et rigoles d'irigation, débarrasser les prés, chaque année, des ronces, épines, taupinières et fourmilières qui pourraient nuire à la croissance de l'herbe et entraver la fauchaison.

Puits. — L'entretien de la chaine ou corde du puits, les seaux sont à la charge du fermier ; le surplus est à la charge du propriétaire y compris le curage et les grosses réparations à faire à la pompe (sauf le piston et la soupape).

Relocation. — Le temps présumé nécessaire pour la relocation des héritages ruraux est d'un an au moins.

Réparations locatives. — Généralement, dans les exploitations rurales, le propriétaire ne les exige pas, à la sortie. Cependant le fermier ne pourrait pas être mis en demeure de les payer avant la visite; pour leur consistance il est référé à celles indiquées dans l'art. 1754 du C. civ. sans plus.

Surcharge. — (Voir ci-dessus : *Expertises*). Le fermier ne peut pas (sous peine de dommages-intérêts) surcharger les terres, c'est à dire faire succèder froment à froment, seigle à froment ou à seigle, etc.

Tacite reconduction. — On estime que le locataire ou fermier doit, pour opérer à son profit la tacite reconduction, rester en possession, au su du propriétaire et sans protestation de sa part, d'une ferme ou borderie pendant 40 jours, et d'autres immeubles pendant 15 jours. Nonobstant ce qui précède, il y a lieu de rechercher l'intention des parties, ce qui est laissé à la prudence du juge.

Taupiers. — Les taupiers traitent avec le fermier par abonnement annuel.

Terres détachées. — Les terres détachées, louées sans bâtiments, sont prises par le fermier sans garniture et sont rendues de même, à fin de bail. On doit en jouir en bon père de famille, sans surcharge ni détérioration.

Terres ensemencées. — Le fermier sortant n'est autorisé à ensemencer la dernière année du bail que le tiers des terres labourables.

Visite des fermes à louer. — Le fermier sortant est tenu de laisser visiter la propriété qu'il occupe pendant toute la durée du délai fixé pour donner un congé (et un an avant l'époque sortie, au moins).

Bail à colonage ou à moitié fruits, aussi appelé bail à colanat partiaire ou métayage.

Il est régi par la loi du 18 juillet 1889 qui, dans son texte, se réfère constamment aux usages des lieux pour l'application de ses dispositions.

En cas de bail verbal, il est généralement fait pour trois ans et tout ce qui a été dit ci-dessus pour les baux des borderies et grandes exploitations affermées à prix certain, *n'ayant pas été traités ci-après,* lui est applicable quant à l'entrée en jouissance, la durée, le congé, l'assolement et les modes de culture, la consommation sur la propriété des foins, fourrages et pailles convertis en fumiers destinés à l'amendement des terres, le pacage des animaux, les haies, les fossés, etc...

Livret. — La loi du 18 juillet 1889 donne beaucoup d'importance à la tenue de la comptabilité entre le maître et le métayer. L'art. 11 dit, en effet : « Le juge statue sur le vu des registres »....

Toutes les fois que cela est possible, et on ne saurait trop le recommander, les parties doivent tenir des petits livrets en doubles originaux conformes et approuvés à chaque réglement par le maitre et le métayer. C'est le moyen le plus simple et le plus pratique, en même temps qu'il est légal, d'éviter à chacun des ennuis et des difficultés de toute nature. Chaque livret, s'il est bien tenu, fait pleine foi de ce qu'il contient, tant en faveur de la partie à laquelle il appartient que contre elle, pourvu que ses mentions se retrouvent sur le livret de l'autre partie. Faute par l'une des parties de représenter son livret, soit par négligence, soit parce qu'il a été perdu, on s'en tient au livret de l'autre partie qui est présenté. Les *livrets font foi* aussi des conventions relatives à la métairie et qui sont intervenues entre les parties. Leur tenue régulière a donc une importance très grande et elle est *recommandée* même aux *fermiers à prix certain* qui jouissent communément d'une grande exploitation agricole. Aux termes de l'art. 11 de la loi du 18 juillet 1889 précitée, le juge de paix du canton de la situation des biens prononce sur les difficultés relatives aux articles du compte d'exploitation d'une métairie à moitié fruits.

Devoirs généraux du métayer. — Le métayer réside sur la propriété affermée, la cultive en bon père de famille, s'entoure pour cela de tout le personnel nécessaire ; toute la main-d'œuvre est à son compte.

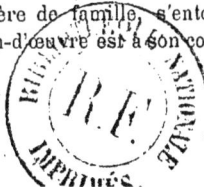

Droit de direction du maître. — Le maître a la surveillance des travaux et la direction générale de l'exploitation, soit pour le mode de culture, soit pour l'achat et la vente des bestiaux. Il conserve le droit de chasse, à l'exclusion du métayer, et peut en disposer à son gré. (Voir plus haut au mot : *Chasse,* dans le chapitre précédent.)

Bestiaux. — Le propriétaire et le métayer fournissent moitié par moitié tous les animaux nécessaires à l'exploitation. Le métayer ne peut pas les employer à un autre usage qu'à la culture des terres ; il ne peut ni les prêter ni les louer, non plus que faire, à prix d'argent, des labours et charrois pour le compte des tiers, à moins d'autorisation spéciale de la part du maître.

Toutefois le métayer fait, avec eux, les charrois des matériaux nécessaires aux réparations des bâtiments de la propriété, ceux dont le maître a besoin pour son compte personnel (pourvu qu'ils puissent être faits, aller et retour, dans la même journée) et le transport sur la nouvelle propriété où il pourrait entrer en fin de bail, de son propre mobilier, ses instruments aratoires, etc...

Jusqu'au moment de l'estimation des animaux, à la sortie, le métayer est comptable et responsable de ceux qu'il a sous sa garde. Le *salaire du vétérinaire* et les remèdes pour les animaux se paient par moitié, entre le maître et le métayer.

Engrais chimiques et autres, semences, impôts. — Le prix des engrais chimiques et autres jugés nécessaires, sauf le fumier de ferme entassé sur la propriété, de même que le prix des semences de toute nature, sont payés, moitié par moitié, par le maître et par le métayer.

Les impôts fonciers et les prestations sont à la charge exclusive du métayer ; les contributions des portes et fenêtres sont acquittées par les deux dans la proportion des locaux qu'ils occupent.

Entretien des outils et instruments aratoires, fers des animaux. — L'entretien des outils et instruments aratoires, leur remplacement en cas de mise hors d'usage, l'achat et l'entretien des fers pour les animaux, les frais faits chez le sellier-bourrelier, le charron, sont à la charge du métayer seul.

Estimation du cheptel. — Le cheptel est toujours fourni moitié par moitié par le maître et le métayer. A l'entrée en jouissance, il est estimé soit à l'amiable, entre le maître et le métayer, soit par experts choisis par eux ou désignés par le juge de paix à leur requête et même d'office à l'égard de la partie qui refuserait de nommer son expert. Ces experts appellent au besoin un tiers expert ou le font désigner par le juge de paix. Les frais de l'expertise, à moins de condamnation judiciaire, sont toujours acquittés moitié par le maître et moitié par le métayer.

Observations. — « D'après un arrêt récent de la Cour de Limoges, en date du
» 17 juillet 1878 (*Sirey,* 78, II, 296), le tiers expert n'est pas lié ici, comme géné-
» ralement en matière d'arbitrage, par l'opinion de l'un ou de l'autre des premiers
» experts. Il a une certaine latitude entre les évaluations des deux premiers. En
» aucun cas, il ne pourra cependant estimer le cheptel à un chiffre supérieur à
» l'estimation la plus élevée ou inférieur à la moindre. »

L'estimation dont s'agit est la base du règlement qui aura lieu à la fin du bail ; le métayer a ainsi toute la charge du cheptel ; s'il y a perte, il remet au propriétaire le montant de la moitié de cette perte, s'il y a bénéfice, les deux parties se le partagent entre elles par moitié.

Durant le bail, s'il est vendu d'un commun accord des animaux du cheptel, le prix de vente est employé à en acheter de nouveaux, si bon semble aux intéressés. Si ce prix de vente est inférieur ou supérieur au projet d'acquisition, le maître et le métayer parfont la différence ou partagent l'excédent moitié par moitié.

Le prix des bestiaux de croît (veaux, porcelets, chevreaux, etc.) est partagé entre le maître et le colon.

Toutes ces opérations sont mentionnées sur le livret tenu en partie double énoncé plus haut, au fur et à mesure qu'elles se présentent et à la fin de l'année, ou plusieurs fois dans l'année ; s'il échet, un règlement intervient entre les parties, d'accord entre elles, ou devant le juge de paix qui statue en vertu de l'art. 11 de la loi du 18 juillet 1889 sur le vu desdits livrets.

Fourrages manquants. — Si, au cours du bail, les fourrages viennent à manquer par l'effet d'une cause naturelle, le maître et le métayer doivent fournir à frais communs, moitié par moitié ce qui est nécessaire ; si c'est par l'effet d'une faute imputable au métayer, celui-ci seul doit en acheter avec ses deniers personnels.

Fourrages excédants. — L'excédent de prairies artificielles créées par le métayer ne doit pas être défriché par lui, à sa sortie, si le maître ne le veut pas ; il doit au contraire les laisser à la propriété, contre le paiement d'une indemnité (fixée à l'amiable ou à dire d'experts) que lui fera le propriétaire.

Grains. — Dans le cas de battage à la machine, la dépense relative à la location, au fonctionnement et au chauffage des moteur et ustensiles divers, est supportée moitié par moitié, entre le maître et le métayer. Les frais de nourriture du personnel et les autres frais de battage incombent au métayer. Celui-ci fait, au fur et à mesure des récoltes, les tas de gerbes autour de l'aire de la propriété, établie par ses soins ; il range les foins, fourrages et pailles soit en meules dans les cours, soit dans les granges ; lors du battage, il surveille la mise en sacs des blés et autres grains et graines ; il partage ensuite avec le maître toutes les récoltes et conduit au domicile de ce dernier avec les équipages de la métairie la portion qui lui est échue.

Pigeonnier. — S'il existe un pigeonnier à moitié fruits, la colombine sert d'engrais aux terres et comme toute autre sorte de fumier elle ne peut jamais être vendue.

Les *colombiers* sont régis (quant à leur fermeture) par des arrêtés préfectoraux, ainsi qu'il a été plus haut expliqué dans le chapitre qui précède.

Quasi-délit du métayer ou de ses domestiques. — Le métayer n'est pas considéré comme le préposé ou le domestique du propriétaire. Celui-ci n'est donc, d'aucune façon, responsable d'un quasi-délit survenu par le fait du métayer ou de ses domestiques. (En ce sens : Cass., 14 février 1862 ; Toulouse, 1er avril 1883 ; Bourges, 30 novembre 1885.)

Cependant la Cour de Bordeaux, dans son arrêt du 10 mars 1874, a jugé que le métayer doit être réputé avoir agi comme préposé du propriétaire et avoir, par suite, engagé la responsabilité de celui-ci à raison du dommage causé par l'animal faisant partie de la métairie que ledit propriétaire l'a chargé de conduire à un Comice agricole.

La prime éventuelle décernée dans ce Comice agricole pour un animal de la métairie devant être partagée entre maître et métayer, le dommage éventuel occasionné par cet animal à l'occasion de sa conduite au concours serait, en principe, supporté par le maître et le métayer dans les proportions où chacun aurait droit à la prime.

Ruches à miel. — Le maître fournit seul les ruches et les entretient. Le métayer veille seulement à la multiplication des essaims ; il recueille cire et miel qui sont partagés par moitié ; au surplus, il doit avec le propriétaire se conformer aux dispositions de la loi du 4 août 1889 et des arrêtés préfectoraux généralement pris chaque année réglant les distances à observer entre les ruches et l'héritage voisin ou la voie publique. (Voir au mot : *Abeilles*, dans le chapitre qui précède.)

Tacite reconduction. — Le bail à moitié fruits se continue par tacite reconduction aux charges et conditions de la première année. Pour le faire cesser il faut un congé pris ou donné un an avant l'échéance du terme dans les formes plus haut indiquées pour les baux de maisons.

Du louage des domestiques et ouvriers.

I. — Domestiques des deux sexes attachés a la personne.

Preuve du contrat. — Le contrat de louage de ces domestiques a lieu généralement sans écrit. Il ne peut pas être prouvé par témoins, en justice, si le gage stipulé dépasse 150 francs par an, le domestique étant loué à tant par an. — Mais si le domestique est gagé au mois moyennant un salaire qui ne dépasse pas 150 francs par mois, la preuve des conventions intervenues entre parties est admissible dans les termes du droit commun.

Arrhes. — L'usage des arrhes n'est pas commun, mais s'il y en a eu, maîtres et domestiques peuvent se dispenser d'exécuter le marché, le premier en perdant les arrhes données, l'autre en les restituant au double.

Preuve par écrit. — S'il y a commencement de preuve par écrit, le juge peut déférer le serment d'office prévu par l'art. 1366 du Code civil à celle des parties qui lui inspirera le plus de confiance. Peut être considéré comme commencement de preuve par écrit le livre où le maître a inscrit à sa date, les conditions du contrat de louage, pourvu que ce livre soit bien tenu sans rature, interligne ni surcharge. La même latitude existe pour le domestique s'il a un livret où il a inscrit aussi régulièrement toutes les affaires le concernant, y compris les divers engagements que successivement il a pris avec autrui antérieurement de même que celui en cours.

Délai du contrat, congé. — Le louage est toujours fait au mois ou à l'année ; tout mois ou toute année commencés doivent être terminés sauf cas de force majeure ; s'il n'y a pas de motifs paraissant légitimes, il faut un congé donné et et accepté de part ou d'autre, ou validé par le juge.

Délai de prévenance. — Le maître ne peut pas renvoyer son domestique ni le domestique quitter son maître avant le terme fixé : le contrat se continue par tacite reconduction, à moins qu'en cas de louage au mois, huit jours francs avant la fin de ce mois, chacune des parties ait été prévenue de l'intention de son adversaire, et qu'en cas de louage à l'année cette intention ait été formulée trois mois francs avant la date de l'expiration du contrat en cours.

Toutefois, le renvoi ou le départ immédiats sont valables, s'il y a ou survient des motifs sérieux de rupture, tels que : voies de fait ou sévices graves de part ou d'autre, destruction ou avaries graves d'objets mobiliers, avec intention de les détruire, de la part du domestique ; infidélité, mauvaise conduite, désobéissance de ce dernier, etc...

Paiement des gages. — Les gages sont toujours payés à terme échu, mais parfois le maître donne des acomptes sur ces gages, selon les besoins du domestique et à l'échéance du terme les parties règlent définitivement entre-elles. Les domestiques ne sont tenus entre-eux que de la perte de l'argenterie qui leur a été confiée et comptée. Quant à la casse elle n'est à leur charge que quand il y a eu, de leur part, négligence manifeste ou malveillance, ou encore lorsque c'est une condition de l'engagement. Ces cas échéant, le maître retient le coût des objets détruits ou gravement avariés sur les gages.

Rupture du contrat sans motif, indemnité. — Le maître qui renvoie un domestique sans délai et sans motif légitime lui doit une indemnité amiablement arrêtée entre-eux ou laissée à l'appréciation du juge en cas de désaccord; de même le domestique qui quitte son maître, sans délai de prévenance et sans motif légitime lui doit une indemnité arrêtée comme ci-dessus

Pour régler cette indemnité, *tous les mois ayant même valeur* (contrairement à ce qui existe entre maîtres et domestiques attachés à la chose, ainsi qu'on le verra plus loin), le gage du domestique est calculé sur le prix du salaire mensuel ou du salaire annuel, selon que le louage est fait au mois ou l'année, au prorata du temps couru depuis le dernière échéance, jusqu'au jour de la rupture qui est généralement celui de la sortie. Puis, en raison du temps, des circonstances où la rupture s'est produite, et encore du préjudice causé, le maître retient sur ce prorata, à titre de dommage-intérêt la somme jugée suffisante ou arbitrée par le juge, quand c'est le domestique qui est en faute, et il verse le surplus.

Si c'est le maître qui a abusé de la faiblesse du domestique, il lui paie le prorata de son gage calculé comme ci-dessus au jour de la rupture ou de la sortie, et à titre de dommages-intérêts il lui paie en sus la somme suffisante ou arbitrée par le juge.

Certificats de sortie. — Le maître ne peut refuser à son domestique un certificat de sortie constatant simplement la date de son entrée et celle de sa sortie. Il n'est obligé à·rien de plus.

Cadeaux. — Les cadeaux ne peuvent pas être repris ni entrer en compte dans le règlement des gages. La livrée seule ne doit pas être emportée par le domestique. Les habits de deuil fournis au domestique au décès de l'un des membres de la famille par le maître, lui appartiennent, il peut les emporter.

Privilège. — Le privilège du domestique attaché à la personne ne prime pas celui du propriétaire, tandis que celui du domestique attaché à la chose profite des dispositions de l'art. 2101 du Code civil.

Provisions du ménage. — Le domestique n'est, chez les marchands et fournisseurs quelconques, considéré comme mandataire de son maître que pour les acquisitions faites par lui au comptant.

Repos. — Le domestique loué à l'année a droit à trois jours de congé par an; celui loué au mois ne jouit pas de la même facilité. Tous les domestiques, sans distinction de la durée du louage, peuvent sortir ou se reposer dans l'après-midi du dimanche, avec l'agrément du maître et moyennant que le service de la maison n'en souffre pas.

En cas de maladie bénigne, on ne leur fait pas de retenue sur gages, mais si la maladie se prolonge et qu'elle les détourne de leur service, le bail est résolu de plein droit, sans indemnité de part ni d'autre; le maître ne paie alors le gage échu qu'au prorata du temps couru depuis la dernière échéance jusqu'au jour de la sortie.

Salaire. — Le salaire peut être payé directement aux domestiques des deux sexes attachés à la personne, quand ils ont dix-huit ans révolus; le maître agira cependant prudemment (surtout à la moindre discussion élevée quant à ce ou autrement et quand il aura notamment sujet de griefs contre son domestique), en obtenant l'autorisation ou en prévenant les père, mère ou tuteurs des faits et gestes des mineurs engagés par eux; c'est le plus sûr moyen pour lui d'éviter des conflits.

II. — Domestiques attachés a la chose.

Preuve du contrat. — Le contrat de louage des domestiques attachés à la chose est généralement fait aussi sans écrit. Comme il est fait pour un prix supérieur à 150 francs ordinairement, il ne peut pas être prouvé par témoins, à moins qu'il y ait un commencement de preuve par écrit autorisant le juge à déférer le serment d'office de l'art. 1366 du Code civil. (Voir, au surplus, ce qui est dit au chapitre des domestiques attachés à la personne, aux mots : *Preuve par écrit.*)

Durée de l'engagement. — Les domestiques ruraux, attachés à la chose, s'engagent pour un temps dont la durée est liée intimement aux nécessités des travaux agricoles ; ils sont rigoureusement tenus à remplir intégralement leur contrat pour le temps convenu. Ils vivent et logent dans la maison d'habitation du fermier, mangent à sa table et doivent être traités convenablement.

Le louage est fait ordinairement pour quatre mois, huit mois ou un an, à partir soit du 1er novembre (Toussaint) ou du 24 juin (Saint-Jean).

Paiement des salaires. — Le paiement des salaires a toujours lieu à terme échu, mais souvent le maître verse des acomptes selon les besoins de ses domestiques et ensemble ils règlent ensuite, au bout de l'engagement.

Evaluation des salaires selon les saisons. — Au point de vue de l'évaluation des salaires, quoique de durée bien différente, *les deux services, été et hiver,* sont considérés comme suit, à Bressuire :

Les mois de novembre, décembre, janvier, février et mars,
valent un cinquième du salaire annuel, ci............. 1/5
Avril, mai, juin, un cinquième, ci...................... 1/5
Juillet, août, septembre et octobre, trois cinquièmes, ci... 3/5

Egalité........... 5/5

Ceci pour les hommes seulement, car *pour les femmes, tous les mois ont la même valeur.*

Rupture du contrat sans motif légitime, indemnité. — Dans cette espèce de contrat de louage, il ne peut être question de *congé*. L'engagement ne peut être rompu sans des motifs particulièrement graves, pas même le mariage du domestique, sa maladie *temporaire* ni son appel sous les drapeaux — période d'exercice de 28 et 13 jours, loi du 18 juillet 1901, — (sauf retenue sur ses gages à débattre avec le maître qui l'aura fait remplacer pendant ces absences forcées).

Ces motifs légitimes seront, par exemple : voies de fait ou sévices graves de part ou d'autre, infidélité constatée à la charge du domestique, destruction par lui, volontaire et constatée, d'objets mobiliers, bestiaux, etc., dégradation des instruments aratoires, récoltes, etc., désobéissance, mauvaise conduite. Tous ces motifs permettent à la partie lésée d'obtenir en justice des dommages-intérêts, en outre de la rupture forcée du contrat.

Autres motifs légitimes, mais qui ne sont pas susceptibles d'entraîner des dommages-intérêts : *longue* maladie du domestique dûment constatée ; son appel sous les drapeaux pour une durée plus grande que celle d'ordinaire. Dans ces derniers cas, le domestique n'a droit qu'au prorata de ses salaires échus et sans retenue à titre de dommages-intérêts au fermier ou propriétaire.

Lorsque le maître renvoie son domestique ou quand le domestique quitte son maître, sans l'un des motifs ci-dessus ou tout autre également graves, il est dû une indemnité payée par l'un ou l'autre selon les torts reconnus venant de l'un ou de l'autre.

Pour régler cette indemnité, due de part ou d'autre, on calcule comme en matière de domestiques attachés à la personne (voir ci-dessus), le gage du domestique rural, mais seulement d'après le barême dont il a été question plus haut, au prorata du temps écoulé, depuis la dernière échéance, jusqu'à la sortie.

Puis, en raison de la capacité du domestique, du degré d'avancement des travaux agricoles, des circonstances et du préjudice causé, le maître retient sur ce prorata, à titre de dommage-intérêt la somme jugée suffisante à l'amiable ou arbitrée par le juge en cas de désaccord, tout cela si c'est le domestique qui est en faute.

Si c'est le maître qui a renvoyé son domestique sans raison, c'est lui qui paie l'indemnité prévue ou arbitrée par le juge.

Dans tous les cas, c'est à celui qui invoque un motif légitime de rupture à le prouver. S'il y a des torts réciproques, le domestique quitte l'exploitation avec le prix du temps fait calculé au prorata et sans qu'il y ait lieu à indemnité, de part ni d'autre.

Privilège. — Les domestiques, pour le salaire de l'année échue et ce qui reste dû sur l'année courante, ont un privilège qui prime celui du propriétaire. En conséquence, le propriétaire auquel un fermier a consenti, à défaut du paiement des fermages, une cession verbale des récoltes, bestiaux et matériel de ferme doit payer les gages des domestiques de ce fermier.

Rapports des fermiers avec leurs enfants. — Entre parents et enfants qui ont atteint leur majorité en travaillant à l'exploitation, il est présumé exister une convention de gages, tandis qu'en état de minorité des enfants, les parents ne leur en doivent pas. (Voir plus loin cependant le chapitre : *Rapports à succession, arrangement de famille.*)

Repos du dimanche, congés. — Les domestiques et ouvriers ruraux rentrent à leur condition le lendemain du terme. Ils ont droit à trois jours de congé par an, pour se rendre aux foires d'accueillage.

Quand ils perdent des journées par leur faute (absence injustifiée ou *longue* maladie), le maître en retient la valeur sur les gages.

Les dimanches et jours fériés, les domestiques et ouvriers ruraux sont libres de leur journée, à partir de neuf heures du matin, après avoir vaqué aux travaux d'usage. Dans une même exploitation, un ou plusieurs d'entre eux sont de garde, à tour de rôle, ces jours là, et dès lors, ils ne doivent pas quitter la maison qu'ils surveillent au contraire, en faisant les pansages nécessaires aux animaux.

Salaires. — Les salaires peuvent être payés directement aux mineurs âgés de dix-huit ans révolus, ainsi qu'il a été dit pour les domestiques attachés à la personne. Toutes les fois que le fermier ou le propriétaire aura à se plaindre de la conduite, des habitudes funestes ou de quoi que ce soit de la part des domestiques mineurs, il fera bien d'en référer de suite aux parents ou tuteurs, afin d'éviter des conflits.

III. — JOURNALIERS.

Durée. — Les journaliers étant loués et employés à la journée, chaque partie est libre envers l'autre, à la fin de chaque journée, le contrat prenant fin à ce moment sur un simple avertissement et moyennant le paiement du temps fait.

Salaire. — Le salaire est payable en argent. Si les journaliers perdent un quart, une demi, ou une partie quelconque de la journée, c'est autant de déduit par le maître sur leur salaire.

Force majeure. — Au cas d'empêchement par force majeure, indépendant de la volonté du maître, par exemple le mauvais temps survenu avant le commencement de la journée, il n'y a lieu à aucune obligation de part ou d'autre, ni au travail convenu, ni au salaire stipulé.

Si la journée était commencée au moment de la production de la force majeure, l'ouvrier n'a droit qu'à la portion du temps fait jusqu'à la cessation du travail. Si c'est par la faute du maître que le travail a cessé, l'ouvrier a droit à l'entière journée de salaire ; si c'est par la faute de l'ouvrier, le maître aura droit à des dommages-intérêts qui seront arbitrés par le juge, d'après les circonstances.

IV. — Ouvriers loués au mois.

Les ouvriers loués au mois ne peuvent quitter leur patron, sans le prévenir huit jours avant leur sortie ou perdre le salaire de huit jours. Tout mois commencé doit être terminé à moins que comme dans toute espèce de louage d'ouvrage, il existe des motifs légitimes de rupture immédiate du contrat : lesquels motifs sont laissés à l'appréciation du juge et donnent ouverture à des dommages-intérêts, qu'ils proviennent de la faute du patron ou de l'ouvrier. De son côté, le patron doit prévenir huit jours d'avance ou payer le salaire de huit jours, s'il congédie son ouvrier sur l'heure, sauf les tempéraments qui peuvent résulter des motifs légitimes de la rupture.

V. — Ouvriers loués a la journée.

Les ouvriers exerçant un métier spécial, tels que jardiniers, maçons, charpentiers, employés à la journée chez les particuliers, peuvent quitter leur emploi ou être renvoyés, sans indemnité de part ni d'autre, quel que soit le motif du départ.

VI. — Ouvriers loués pour une entreprise déterminée.

Les ouvriers loués pour une entreprise déterminée doivent la terminer. La rupture du contrat sans motifs légitimes avant la fin des travaux donne lieu à des dommages-intérêts qui sont arbitrés par le juge suivant les circonstances, le degré d'habileté de l'ouvrier et l'avancement de la saison, tant au profit qu'au préjudice de patron et ouvrier.

VII. — Ouvriers loués sans détermination de durée.

Ce louage peut toujours cesser par la volonté de l'une des parties contractantes, avec délai de prévenance réciproque fixé à huit jours francs à partir de la manifestation de la volonté du patron ou de l'ouvrier. (Voir au surplus la loi du 27 décembre 1890 qui a modifié l'art. 1780 du Code civil.)

VIII. — Régisseurs.

Les régisseurs placés à la tête d'un domaine pour en surveiller l'exploitation cumulent souvent l'emploi de gardes-chasse. Ils sont les simples mandataires du propriétaire dont ils exécutent ou font exécuter les ordres, partant, s'il n'y a pas de contrat écrit ou particulier, ils sont congédiables à volonté ou peuvent également quitter leur emploi à leur gré ; l'art. 1780 du Code civil leur est applicable car il n'y a pas d'époque fixée pour l'entrée ni pour la sortie. On doit leur accorder un délai de grâce, soit huit jours, comme en matière d'ouvriers loués sans détermination de durée.

Du louage des meubles.

Preuve du contrat. — Toute espèce de meubles peut être louée, la preuve testimoniale du contrat est admissible jusqu'à 150 francs dans les limites du droit commun.

Durée. — Le louage des meubles est fait au jour, au mois ou à l'année, et encore pour une entreprise déterminée. Ils sont loués avec leurs accessoires, une voiture, par exemple, doit être livrée en bon état, le cheval bien ferré et en état de fournir la course demandée.

Jouissance. — Le loueur garantit au locataire les vices et les défauts qui empêchent l'usage de la chose louée; le locataire empêché d'en user pour de tels motifs, a le droit de résilier le bail avec des dommages-intérêts s'il a éprouvé un préjudice. Le locataire doit user et jouir de la chose louée en bon père de famille.

Tacite reconduction. — Le terme de la location expiré, la reconduction ne vaut que pour le temps exact pendant lequel les meubles sont gardés au delà du temps expiré. Le jour, quelqu'il soit après ce terme, auquel ils sont rendus, le bailleur doit les reprendre et la location n'en est due que jusqu'au dit jour.

Usage des eaux courantes.

Il n'existe aucun usage local sur le cours des eaux. Les propriétaires de moulins et usines doivent seulement curer les ruisseaux. Les étangs sont entretenus par le propriétaire qui ne confère à personne le droit de pêche, même à la ligne tenue à la main.

Parcours et vaine pâture, ban de vendange, vente des blés en vert, biens communaux.

L'usage du parcours et de la vaine pâture aboli par la loi 9 juillet 1889, ainsi que le ban de vendange, tout est abandonné.

La vente des blés en vert est laissée au gré de chacun par la loi du 9 juillet 1889, qui a aboli la loi du 6 messidor an III.

Aucun mode de jouissance pour des biens communaux qui n'existent pas, du reste dans le canton.

Distances à garder entre les héritages.

Arbres, arbrisseaux, arbustes. — Il n'existe pas dans le canton de Bressuire d'usage limitant la plantation des arbres, arbrisseaux et arbustes auprès de la propriété voisine. On doit dès lors observer l'art. 671 du Code civil et la loi du 20 avril 1881, soit 2 mètres pour les plantations dont la hauteur dépasse 2 mètres et 0m50 pour les autres.

Espaliers. — De chaque côté du mur séparatif on peut planter en espaliers, sans que lesdits arbres, arbrisseaux ou arbustes dépassent la crête du mur, si le mur est mitoyen, chacun de ses propriétaires peut y appuyer ses espaliers; s'il n'est pas mitoyen, ce droit n'appartient qu'au seul propriétaire du mur.

Murs de clôture forcée. — Les murs de clôture forcée prévus par l'art. 663 du Code civil, en usage dans l'étendue de la ville de Bressuire (population agglomérée) doivent avoir une hauteur de 2^m66. *Les murs mitoyens* sont reconnus aux signes extérieurs de l'art. 664 du Code civil auquel il est référé, de même qu'à la loi du 20 avril 1881 qui a modifié les art. 666 et suivants du même code.

Murs mitoyens, indemnité de surcharge. — On évalue au sixième, la valeur de l'indemnité due, en cas de surcharge d'un mur mitoyen, par le propriétaire qui le veut faire élever.

Égout des toits. — Il est d'usage de ne bâtir qu'à 0^m50 du voisin, c'est-à-dire de laisser cette largeur de l'autre côté de son mur pour recevoir l'égout.

L'existence d'un égout fait donc présumer la propriété de 0^m50 pour le recevoir, sauf à tenir compte de la situation des lieux qui indiquerait matériellement la limite de l'héritage voisin, comme l'existence de haies, fossés, etc...

Tour d'échelle. — Le tour d'échelle est une servitude qui ne peut être établie que par titre; si le titre est muet sur la largeur de la bande de terre soumise à la servitude, elle s'exerce sur 1 mètre à Bressuire.

Du bornage.

Tout propriétaire peut obliger son voisin au bornage de leurs propriétés contigües; le bornage se fait à frais communs (art. 646 C. civ.)

A Bressuire, le bornage se fait selon les divers moyens ci-après :

I. — **Fossés.** — Le plus souvent ils sont mitoyens et entretenus à frais communs, chaque propriétaire jetant de son côté la moitié de la terre provenant du curage. S'il n'est pas mitoyen, il est recuré par le propriétaire seul, qui jette toute la terre chez lui. Il doit laisser un franc-bord ou pied de sole (entre le fossé creusé et la propriété voisine) de 0^m33 (un pied). Sur ce franc-bord les herbes qui y croissent naturellement sont coupées et enlevées par le propriétaire du fossé, il ne peut rien y être cultivé.

Les fossés sont d'une largeur de 1^m17 à l'ouverture et d'une profondeur de 0^m80; ils sont entretenus par les fermiers ou les métayers, nettoyés et recurés chaque fois qu'on effectue la tonsure des haies en bordure;

Chaque fois que durant le bail le propriétaire veut faire creuser des fossés, il en supporte seul les frais, mais ensuite leur entretien en incombe aux fermiers ou aux métayers.

Il n'est pas d'usage à Bressuire de laisser un pied de sole quand on creuse un fossé le long de la voie publique. (Voir cependant le règlement général sur les chemins vicinaux du 15 décembre 1871.)

II. — **Haie vive.** — Toute haie vive plantée à la distance légale, soit à 0^m50 du terrain voisin pour celles debout, c'est-à-dire sans fossé et 1^m50 du terrain voisin pour celles sur fossé (en laissant 0^m33 pour pied de sole quand il y a fossé) ne doit pas dépasser 2 mètres de hauteur à laquelle elle doit toujours être réduite. Ses branches ne doivent pas faire saillie chez le voisin qui peut forcer le propriétaire de la haie à les élaguer, lorsque celle-ci est parvenue à la hauteur de deux mètres, ou si elles le gênent pour la culture de sa terre.

L'élagage a lieu à l'automne ou au printemps, de façon à ce que le champ voisin ne soit pas incommodé par les jets ou broussailles. C'est une charge du fermier, du métayer ou de l'usufruitier.

Il est obligatoire pour les arbres et haies bordant les routes et chemins vicinaux ou ruraux.

L'élagage peut être requis conformément à l'art. 673 du Code civil que les arbres ou haies aient plus ou moins de trente ans, qu'ils soient ou non plantés à la distance légale, que cet état de choses soit ancien ou récent, il suffit que les branches dépassent la limite d'un héritage pour que le voisin ait le droit de les faire couper à ciel ouvert.

On coupe la haie de bois franc, d'épines, de saule, d'aulne à cinq ans. Les jeunes rejets des haies, comme les arbres, sont défendus contre les bestiaux en édifiant du côté de la voie publique une haie sèche de protection ou en laissant, au moment de la coupe, des rejets en quantité suffisante pour constituer une défense naturelle. On ne les coupe qu'à sept ans.

La distance à laquelle on plante une haie en deçà du voisin, se compte en partant d'une ligne droite prise au centre de la tige des arbres, arbustes ou arbrisseaux plantés.

La propriété exclusive de la haie entraîne nécessairement la propriété exclusive de 0m50 de terrain au delà, mesuré du centre de la haie. Le produit de la coupe appartient au propriétaire de la haie. Si la haie est mitoyenne, son produit est partagé par moitié entre les deux propriétaires mitoyens.

On laisse croître dans les haies les jeunes baliveaux qui peuvent s'y trouver.

III. — **Haie sèche.** — Toute haie sèche formant barrière doit avoir 1m50 de hauteur; si elle est séparative de parcelles rurales elle n'est assujettie à aucune hauteur déterminée. Dans tous les cas, une haie sèche ne produisant ni branches, ni racines susceptibles de nuire au voisin peut être élevée sur la limite extrême des propriétés contigües, les piquets ou tuteurs devant se trouver entièrement du côté du propriétaire de la haie. A défaut d'autre indice pouvant en faire présumer la propriété, la haie appartient à celui du côté duquel se trouvent les nœuds des liens ou réortes.

IV. — **Pierres ou témoins.** — Elles sont placées sur la ligne divisoire, au pied desquelles on enfouit des morceaux de briques ou de tuiles que l'on appelle des témoins.

Le fermier doit prévenir le propriétaire des disparitions et déplacements de bornes, à peine de dommages-intérêts, s'il y a usurpation.

Procès-verbal de bornage. — Les bornes peuvent être placées par les riverains eux-mêmes et à l'amiable. Dans ce cas, les parties agiront prudemment en faisant, après le bornage, un procès-verbal, soit par acte sous signatures privées (qu'elles dresseront en autant d'originaux qu'il y aura de parties et feront enregistrer) soit par acte notarié. Le procès-verbal contiendra le nombre et la nature des bornes plantées, leur distance entre elles et leur distance à des points de repère voisins, la nature des témoins placés sous les bornes, etc...

La preuve testimoniale d'une opération de bornage n'est pas recevable en justice.

En cas de désaccord pour le bornage, le juge de paix sera appelé pour y procéder ; le procès-verbal qu'il dressera restant en minute au greffe de la justice de paix, les parties pourront toujours ainsi y recourir et en requérir des copies.

Distances à observer pour certaines constructions.

Cheminée, forge, fours, fourneaux. — Celui qui construit une cheminée contre un mur mitoyen ou non ne doit pas empiéter sur l'épaisseur du mur contre lequel il doit cependant assujettir une plaque en fonte ou en fer.

Celui qui construit une forge, un four ou des fourneaux doit établir un contre mur en bonne maçonnerie de 0m50 d'épaisseur et doit l'élever de 0m50 au-dessus du foyer.

Etables, magasin à sel, amas de matières corrosives. — Il faut aussi un contre-mur de 0m50 d'épaisseur, élevé à hauteur raisonnable pour éviter toute détérioration au mur mitoyen ou non.

N. B. — La coutume de Paris tend, du reste, à être appliquée dans toutes ces matières.

Puits, citernes, fosses à purin, fumiers, fosses d'aisances.

On observe quant à ce, également, la coutume de Paris, et pour empêcher toute infiltration préjudiciable au voisin, on doit édifier un contre-mur en bonne maçonnerie de 0m50 d'épaisseur sur hauteur raisonnable, avec enduit en ciment.

Voici, du reste, pour la ville de Bressuire, la teneur de l'arrêté municipal qui est en vigueur depuis le 25 juillet 1902 et auquel il faut se conformer :

Art. 1er. — « Il est formellement prescrit, sur tout le territoire de la commune » de Bressuire, d'enclôre avec une étanchéité absolue tous les receptacles d'im- » mondices quelconques, fosses d'aisances, aqueducs, éviers, égoûts, tas de » fumier, fosses à purins, bassins, mares ou trous d'eaux stagnantes, ménagères » et autres, dépôts, etc…, de manière qu'il ne se produise aucune infiltration ou » émanation nuisibles soit au domaine public, soit à l'hygiène et à la commodité » générales. »

Art. 2. — « Il est rigoureusement interdit de nuire au bon état matériel et » sanitaire de la voie publique par des infiltrations, déversements, jets, écoule- » ments, dépôts d'immondices, etc…, quelle qu'en soit la nature. »

USAGES DIVERS

Arrangements de famille, rapports à successions.

Dans toutes les familles nombreuses, les enfants travaillent tous, généralement à l'exploitation dirigée par leurs parents, et dès leur bas-age ne touchent aucun salaire.

Il est vrai qu'ils sont mieux traités que les domestiques ordinaires et que leurs parents leur fournissent tout ce qui est nécessaire à leur entretien et à leur sub- sistance, selon leurs facultés et leur état.

Si l'un (ou plusieurs) des enfants vient, en se mariant hors de l'exploitation, ou en abandonnant le toit paternel pour toute autre cause quelconque, à acquérir par un travail ou une industrie séparés, son propre moyen d'existence, il y a lieu de remarquer que sa disparition du centre familial est une aggravation de labeur pour ses frères et sœurs restés à la ferme ou au foyer, que quelquefois même, il doit être remplacé par un domestique ou ouvrier salarié.

Une injustice flagrante se commet déjà et elle apparaîtra plus tard davantage, quand il s'agira pour les parents d'abandonner leurs biens, par acte entre vifs à leurs enfants, et d'égaliser leurs lots ; ou bien quand il s'agira de régler une succession ouverte.

C'est alors que pour le partage, l'usage tend à décider, qu'on prenne comme base de l'indemnité à allouer aux ayants droit restés dans la famille, l'*âge* qu'a- vait l'enfant qui, le premier, s'en est éloigné et a gagné sa vie au dehors.

Jusqu'arrivé à cet âge, tous les enfants sont considérés comme ayant participé directement aux travaux et avantages de l'exploitation commune, sans autre gain annuel que leur entretien et leur subsistance assurés par les parents.

A partir de cet âge, au contraire, chacun des autres enfants, garçons et filles restés à la maison pour y travailler et seconder les efforts de leurs parents, sont considérés comme méritant, en outre de leurs entretien et subsistance, un salaire annuel basé sur le cours du louage des domestiques, du moment; qu'ils doivent toucher ce salaire sinon au comptant, tout au moins que l'on doit leur en tenir compte et le leur faire prélever par préciput, ultérieurement dans les arrangements de famille.

Du livret conforme à celui prescrit par la loi du 18 juillet 1889.

Il arrive aussi souvent qu'au décès du prémourant des père et mère leur succession n'est pas immédiatement liquidée, ou bien que, d'autre part, une propriété est affermée à plusieurs preneurs, solidairement vis-à-vis du propriétaire, mais divisément entre co-fermiers.

Dans tous les cas, au demeurant, où les travaux agricoles sont faits communément et leur produit susceptible d'être partagé entre plusieurs intéressés à qui incombent dans les proportions de leurs droits respectifs toutes les charges de l'exploitation, il est prudent à chacun de tenir un livret semblable à celui indiqué par la loi du 18 juillet 1889 en autant d'originaux que de parties ; cela peut éviter bien des conflits, surtout en famille.

On y inscrit le compte général de l'exploitation avec la répartition annuelle tant du passif que de l'actif entre les co-intéressés. Chaque livret est approuvé à chaque règlement par les ayants cause et réciproquement.

Anciennes mesures.

Elles ne sont plus guère en usage et l'on doit, autant que possible, toujours se servir du système métrique rendu obligatoire par la loi du 4 juillet 1837.

Cependant il faut rappeler que :

Une corde de bois (bûches ou ronduis) équivaut à 3 stères.

Une toise pour indiquer une longueur, équivaut à 2 mètres ou 6 pieds.

Une toise carrée de maçonnerie, etc., équivaut à 4 mètres carrés (2 mètres sur chaque face).

Une toise cube (2 mètres chaque face,) équivaut à 8 mètres cubes.

Une aune équivaut à 1^m20, la demi-aune à 0^m60

Un pied mesure 0^m333 ; le pouce, 0^m0277 ; la ligne, 0^m00231.

Vente de marchandises

I. — **Bois en coupes et autres.** — Les bois vendus en coupes, sont coupés, à la hache ou cognée, en biseaux et à ras-terre. Il n'y pas de nombre de *baliveaux* à laisser croître par hectare. (Voir plus haut, au chapitre : *Baux verbaux à prix certains d'héritages ruraux,* V° *Bois.*)

Le prix de la coupe est payable suivant les conditions au préalable arrêtées entre vendeur et acheteur.

Les bois de chauffage sont vendus par les marchands à raison de 104 au cent de fagots, les bûches à la corde, le tout rendu au domicile de l'acheteur.

II. — **Grains.** — Les grains sont vendus de qualité *loyale et marchande,* quand au préalable, ils n'ont pas été examinés par l'acheteur, ou bien ils sont livrés sur échantillons fournis et acceptés d'abord :

Le blé au poids de 77 kilogr. 500 le sac net.
L'avoine au poids de 50 kilogrammes le sac.
Les vesces au poids de 80 kilogrammes le sac.
Le seigle au poids de 75 kilogrammes le sac.
L'orge au poids de 60 kilogrammes le sac.

Le mesurage est payé ou fait par le vendeur qui doit le transport en gare, sauf stipulation contraire de la part de l'acheteur qui peut faire l'enlèvement.

Le prix est payé au comptant.

III. — **Blé fourni au boulanger.** — Le boulanger prend au domicile de ses clients du blé au poids de 77 kilog. 500 le sac net, et il leur fournit en échange et aussi à domicile par sac de blé 56 kilogrammes de pain de première qualité ou 60 kilogrammes de pain de la deuxième.

IV. — **Bestiaux.** — Les bestiaux vendus sur le champ de foire sont, en général, conduits à la gare d'embarquement ; le paiement en est fait au moment de la livraison.

La vente est parfaite lorsque l'acquéreur a agréé l'animal, ou, si c'est un marchand, lorsque celui-ci a apposé sa marque aux ciseaux. Le vendeur doit (s'il n'y a pas lieu à embarquement à la gare) garder ses bestiaux jusqu'au coucher du soleil à la disposition de l'acheteur. Si l'acheteur habite l'enceinte de la localité où les bestiaux ont été vendus, le vendeur doit les lui mener à domicile. Le paiement a toujours lieu au moment de la livraison, généralement sans quittance, quoiqu'il serait prudent d'en exiger une.

L'acquéreur d'une grande mule, d'un cheval, d'un doublon, retient 1 franc au vendeur par tête et aussi par paire de bœufs de travail ou de boucherie ; 0 fr. 50 par tête de jeton, vache, bœuf ou génisse ; 0 fr. 10 par veau, mouton, porcs gras, porcelets et nourrains.

La loi du 2 août 1884 règle l'action en garantie des vices rédhibitoires dans les ventes et échanges d'animaux ; l'espèce bovine en est exclue.

Enfin, les animaux atteints ou soupçonnés d'être atteints de maladies contagieuses sont hors de commerce. (Loi du 21 juillet 1881, art. 13 ; — Décret, 28 juillet 1888 ; — Cass., 23 janvier 1894.)

Pour copie conforme :

Le Juge de Paix,

André LUZET.

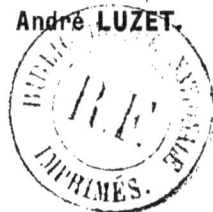

TABLE DES MATIÈRES

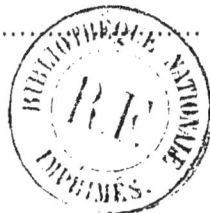

Bordeaux. — Imp. A. DELAGRANGE, rue Lecocq, 178.

www.ingramcontent.com/pod-product-compliance
Lightning Source LLC
Chambersburg PA
CBHW070748210326
41520CB00016B/4630